SOURCE DOMINIQUE

DE VALS (ARDÈCHE).

ÉTUDES

SUR LA

SOURCE DOMINIQUE

DE VALS (ARDÈCHE)

PAR

LE DOCTEUR CHABANNES,

Médecin inspecteur des eaux minérales de Vals,
médecin de l'hôpital civil d'Aubenas, membre du Conseil d'hygiène
et de salubrité de l'Ardèche, etc.

LYON

IMPRIMERIE D'AIMÉ VINGTRINIER

RUE BELLE-CORDIÈRE, 14.

1862.

ÉTUDES

SUR LA

SOURCE DOMINIQUE

DE VALS (ARDÈCHE).

Au milieu des sources bi-carbonatées sodiques de Vals, dont l'identité chimique et thérapeutique avec celles de Vichy est aujourd'hui acceptée par les auteurs les plus compétents, se trouve une source, d'une nature toute spéciale, qui n'a aucune analogie avec ses voisines, et dont les qualités médicamenteuses vont faire l'objet de ce petit travail.

Source Dominique de Vals (Ardèche).

La source dont nous parlons est la source *Dominique*; elle doit son nom à un religieux de l'ordre des Dominicains qui, le premier, en fit usage.

Son origine.

Nullement alcaline, ne renfermant pas un atome d'acide carbonique, de bi-carbonate de soude, ni aucun des éléments qui se rencontrent dans les sources alcalines qui l'environnent, cette eau est franchement acide, elle rougit fortement le papier bleu de tournesol.

Propriétés chimiques.

Limpide au moment de son apparition à la surface du sol et reçue dans un verre, elle ne tarde pas à se troubler et à donner un dépôt ocreux.

Propriétés physiques.

Sa saveur est atramenteuse, douceâtre au palais. Elle laisse un arrière-goût d'encre. Cependant elle est bue, en général, sans répugnance : les femmes surtout la préfèrent souvent aux eaux alcalines.

A raison de cette sensation styptique, astringente, les baigneurs l'emploient comme collyre dans les blépharites légères ou graves dont ils sont atteints (1); tout nous porte à penser que cette fontaine serait susceptible d'heureuses applications dans certaines maladies cutanées ; et comme son débit est très-faible, l'hydrofère de M. Mathieu serait ici très-utilement employé.

Analyse chimique de la source la Dominique.

L'analyse de la Dominique fut exécutée, sur ma demande, au sein de l'Académie, et devint l'objet d'un rapport lu en séance publique, le 1er mars 1859. Voici cette analyse telle qu'elle m'a été communiquée :

Pour 1,000 *grammes d'eau la source Dominique donne :*

Acide sulfurique	1,75 que nous groupons ainsi :	Acide sulfurique libre		1,30
— arsénique		Silicate acide	de sesquioxide de fer	
Sesquioxide de fer		Arséniate acide		
Chaux et soude		Phosphate acide		
Acide silicique		Sulfate acide		0,44
Chlore		— de chaux		
Acide phosphorique		Chlorure de sodium		
Matière organique		Matière organique		1,74

(1) Avec un litre d'eau que j'avais réduit au tiers par l'évaporation au feu, j'ai obtenu la guérison de deux eczémas occupant toute la surface du cuir chevelu, et datant, l'un, de trois ans, l'autre de six ans. Les malades étaient deux enfants, le premier âgé de 4 ans, le second de 10 ans. Le traitement consista en applications quotidiennes et continues de compresses imbibées du liquide.

Le savant rapporteur, M. O. Henry ajoutait : « Quoique par l'analyse nous ayons trouvé les sels « ferriques que nous portons ici, pour assurer qu'ils « existent tels primitivement dans l'eau, dissous à la « faveur de l'acide (1), il faut encore quelques expé- « riences afin de bien constater le fait, comme pour « doser d'une manière précise l'*arsenic*, dont la pro- « portion obtenue dans un seul essai, a été égale à « 0,0031 pour 1000 d'eau. En résumé, on voit que « l'analyse de la source *Dominique* exige encore quel- « ques recherches nouvelles pour être définitive. « D'après les essais, toutefois, cette eau nous paraît « des plus intéressantes au point de vue chimique et « elle nous semble mériter une étude sérieuse. »

Au point de vue géologique, rien n'est plus curieux que de voir une fontaine environnée de toute part de sources alcalines, différer complètement de composition avec ces dernières. Elle sort cependant du même terrain feldspathique et granitique, mais sous un point où l'aspect en est plus rougeâtre et plus pyriteux.

Ses différences de composition avec les autres sources

Ses sels de fer sont des arséniates, des phosphates, des silicates et des sulfates, alors que ce métal est combiné dans les autres sources avec l'acide carbonique.

Elle constitue une limonade sulfurique naturelle.

Ici, c'est un excès d'acide sulfurique qui fait de la Dominique une véritable limonade sulfurique, si je puis m'exprimer ainsi, tandis que ses voisines tiennent en excès du gaz acide carbonique.

(1) « L'on sait toutefois que l'arséniate de fer n'est pas décom- « posé par l'acide sulfurique affaibli, et ici c'est de l'acide au « millième ; il ne doit pas en être autrement, et le silicate de fer « doit être dans le même cas. »

Remarquons que l'acide sulfurique libre n'y est point en proportion insensible : l'analyse en décèle plus d'un gramme par litre, vingt gouttes environ, dose considérable et que l'on n'atteint pas toujours en formulant la limonade officinale.

Enfin, nous devons mentionner comme devant être ajouté à l'analyse de cette fontaine, un *arsénite de cuivre,* que M. Brun, de Montélimar, ex-préparateur de chimie à l'Ecole de pharmacie de Paris, a séparé dans un tube que je possède.

La Dominique paraît être la seule de son espèce dans l'ancien continent.

Jusqu'à ce jour, on ne connaissait pas dans notre continent de source semblable. On lit, en effet, dans le Traité des eaux de MM. Pétrequin et Socquet : « Nous citerons (pour exemple de sources acidulées par des acides autres que l'acide carbonique ou sulhydrique) « pour l'acide sulfurique, le Rio-Vinagre « (Amérique), et l'eau de Ruitz (Nouvelle-Grenade), « découverte en 1847, et qui est encore plus acide ; « mais ces exemples sont plus curieux qu'utiles, car « les eaux minérales ne sont pas employées en mé- « decine. »

Désormais, une nouvelle fontaine sera connue, qui, minéralisée par l'acide sulfurique libre, tient encore en dissolution des sulfates, arséniates de fer, etc. ; et à cette rareté hydrologique de deux eaux acidifiées par l'acide sulfurique libre : *Rio-Vinagre* et *Ruitz* (Amérique), on pourra ajouter le nom de *Dominique* (France).

Les considérations précédentes seraient de peu d'importance, s'il ne s'attachait à la connaissance d'une telle source qu'un pur intérêt de curiosité, et si la thérapeutique ne devait pas y trouver de nouvelles ressources pour combattre certaines affections.

Sous ce nouveau point de vue, la fontaine *Dominique* mérite une place distincte : c'est ce que nous allons tâcher d'établir.

L'existence de la Dominique n'est pas un pur objet de curiosité.

Les auteurs qui se sont occupés des eaux de Vals ont peu écrit touchant les vertus spéciales de la Dominique : Raulin, dans son Traité analytique des eaux minérales de France, la conseille cependant dans les cas où « la fibre est lâche et humide, dans les maladies « chroniques avec relâchement, les gonorrhées invé« térées non vénériennes, les pertes blanches exces« sives, les cours de ventre séreux, les sueurs colli« quatives, etc. ; comme émétique dans les fièvres in« termittentes dont le foyer est dans les premières « voies. »

Cette citation tend à présenter la Dominique comme une eau tonique, reconstituante. Nous pouvons ajouter que notre expérience personnelle vient corroborer ce jugement.

Avant d'avancer plus avant dans l'étude des propriétés thérapeutiques de cette fontaine, nous allons rapporter, pour en tirer plus tard quelques déductions, plusieurs observations que nous avons saisies au passage. Nous disons saisies au passage, car la Dominique est restée, jusqu'à ces derniers temps, frappée d'une sorte de réprobation générale ; et c'est rarement que nous trouvons dans notre clientèle saisonnière des eaux, des cas de maladie où l'usage de cette source soit indiqué. Nous faisons allusion ici aux fièvres intermittentes.

Observation I.

Chloro-anémie accompagnée de dyspnée prononcée.

Madame B... (1), âgée de 25 ans, robuste et bien portante avant l'invasion de la maladie qui l'amène à Vals, appartient à la classe la plus aisée de la société.

Il y a dix mois, elle éprouve une hémorrhagie utérine grave qui la laisse dans un état de faiblesse extrême. Bientôt les symptômes de chloro-anémie les plus prononcés se manifestent et augmentent de jour en jour, malgré l'emploi des ferrugineux et des toniques administrés sous toutes les formes.

Arrivée à Vals le 11 juillet 1861, cette jeune dame nous frappe au premier aspect, par la décoloration générale des téguments : les muqueuses des yeux, les lèvres sont absolument exsangues, une teinte verdâtre règne sur la face et les mains. Toute couleur rosée a disparu des ongles. C'est à peine si la malade peut faire quelques pas sans que des palpitations de cœur tumultueuses avec essoufflement intense ne la forcent de s'arrêter.

Bruit de diable très-prononcé dans les carotides.

Menstruation suspendue ; l'appétit paraît par intervalles, mais il est très-capricieux.

Dès le premier jour, nous prescrivons à Mad. B... quatre verres de la Dominique, bain minéral quotidien.

(1) N'ayant demandé à aucun des sujets de mes observations l'autorisation de publier leurs noms, je les tairai ; mais je les ferais connaître au besoin, persuadé qu'aucun d'eux ne m'en ferait défense.

Le lendemain cette dose est augmentée, la malade trouve cette eau excellente.

Deux jours après, l'essoufflement a déjà sensiblement diminué; les jours suivants, les symptômes s'amendent progressivement.

Le 23 juillet, après douze jours seulement de traitement, les muqueuses sont rosées, l'essoufflement nul, la malade fait des courses lointaines sans fatigue. L'appétit ne s'est pas démenti des cinq ou six derniers jours, les digestions sont excellentes.

Le mari de Mad. B... nous assure qu'elle a repris son teint ordinaire.

Les vaisseaux du cou et le cœur ne laissent percevoir aucun bruit anormal.

Impatiente de voir son enfant de dix mois, elle partit malgré notre insistance à la retenir.

L'influence de la Dominique est ici manifeste, car il n'a été fait usage d'aucune autre eau. Avec la susceptibilité des organes de la circulation et de la respiration qu'offrait Mad. B..., nous sommes certain, pour l'avoir constaté bien des fois, sur d'autres malades, que les eaux alcalines auraient augmenté cette disposition à l'essoufflement, et que le traitement n'aurait pu être suivi. L'observation suivante justifiera cette manière de voir.

Observation II.

Chlorose; palpitations exaspérées par les eaux bicarbonatées sodiques, calmées par la Dominique.

Une dame du midi, Mad. S..., eut, il y a trois ans, une couche très-pénible avec perte de sang abondante.

La convalescence fut très-longue, et les forces ne revinrent qu'incomplètement. Depuis lors, l'embonpoint a considérablement augmenté, sans que pour cela la santé générale soit devenue meilleure.

La malade est sujette à des essoufflements fréquents ; une névralgie hémi-faciale périodique provoque des douleurs très-vives. Les battements du cœur sont forts et tumultueux.

L'appétit, presque complètement perdu, ne permet qu'une alimentation insignifiante, et tout à fait en désaccord avec les apparences de santé de Mad. S...

Chaque époque menstruelle est marquée par des douleurs de reins et de bas-ventre atroces ; la malade est obligée de garder le lit plusieurs jours.

Aussitôt que la déplétion utérine est faite, les douleurs faciales apparaissent.

Mad. S... a pris souvent de la quinine pour combattre ces retours névralgiques ; les ferrugineux lui ont été administrés aussi en quantité, le tout inutilement.

Mad. S..., arrivée à Vals depuis une dizaine de jours, a été dirigée dans son traitement par des baigneurs de son pays qui lui ont conseillé de se baigner chaque jour, et de boire autant qu'elle le pourrait de l'eau de la source Chloë (c'est une source identique à celle des Célestins de Vichy). Après cinq jours de ce régime, les palpitations devinrent excessives, et je fus consulté pour la première fois, le 19 juillet 1860.

Prescription : Suspendre les bains et l'eau alcaline.

Prendre : Dominique, trois verres par jour.

20 juillet, la malade éprouve un peu de vertige auquel elle est d'ailleurs sujette.

21, essoufflement sensiblement diminué.

22, même prescription.

23, résultat excellent; les palpitations cardiaques ont cessé, il n'existe plus d'essoufflement. L'appétit est très-bon, la marche facile.

Malheureusement, le 23, dans la nuit, le retour des règles se fait sentir, les douleurs de reins se manifestent, et la malade pour ne pas perdre de temps, part malgré moi de Vals, le 24 juillet 1860.

Je ne cite cette observation que pour établir l'influence sédative de la Dominique sur le système sanguin et respiratoire.

La sédation déterminée par la Dominique est ici très-marquée et contraste avec l'excitation que détermina la Chloë.

L'observation suivante est une preuve de plus de cette sédation.

Observation III.

Accidents cardiaques liés à un état chlorotique, guéris par l'usage exclusif de la Dominique.

M. N..., religieuse, d'un tempérament lymphatique, d'une constitution faible, âgée de 24 ans, est malade depuis six mois.

La malade présente toutes les apparences de la chlorose : teint pâle, lèvres décolorées, appétit bizarre, règles régulières, mais précédées de violentes douleurs. Pertes blanches excessives. Pouls constaté plusieurs fois et toujours à 85 par minute, battements de cœur très-pénibles, même au repos. Toux sèche ; impossibilité de dormir sans avoir la tête élevée ; oppression ; étouffements à la moindre marche ; constipation habituelle ; pas de bruits de souffle au cœur ou aux carotides ; les poumons fonctionnent bien.

Je vois la malade le 10 juillet 1861 , pour la première fois.

En présence d'accidents si graves, je crus avoir affaire à un cas d'hypertrophie du cœur, et ma première pensée fut de renvoyer la malade. Cependant, les signes de chlorose dont je viens de parler me firent négliger les signes stéthoscopiques, et je mis la malade à l'usage exclusif de la Dominique.

Les eaux bi-carbonatées de Vals, au lieu de calmer la surexcitation du système circulatoire liée à la chlorose, ne font que l'exaspérer ; aussi, ne peut-on les employer dans ces cas, sans avoir au préalable calmé cet état, soit par les préparations de digitale, de belladone ou d'opium.

12 juillet, c'est-à-dire deux jours après avoir commencé l'usage de la Dominique, le pouls est à 78. La malade se trouve moins essoufflée ; elle commence à dormir avec moins de gêne.

17 juillet : pouls à 72 ; amélioration surprenante ; les couleurs sont revenues complètement, comme dans le sujet de l'observation I ; l'oppression est presque nulle. Le 15, il était survenu une légère diarrhée qui disparut le lendemain.

Les pertes blanches ont tellement diminué qu'elles sont insignifiantes. Les palpitations si accablantes se sont effacées ; la malade vient d'éprouver une métamorphose complète ; elle a engraissé, parce que son appétit est excellent et qu'elle digère fort bien tout ce qu'elle prend.

L'action de

Cette observation, rapprochée de la première, prouve

avec quelle rapidité les éléments réparateurs de la Dominique ont agi dans certains cas.

La Dominique est prompte.

Je pourrais citer d'autres faits encore qui confirmeraient cet effet tempérant de la Dominique ; il m'arrive souvent, en effet, de la prescrire dans les cas nombreux où l'excitation produite par les bi-carbonatées sodiques forcerait de suspendre le traitement.

La Dominique supplée dans certains cas les eaux bi-carbonatées sodiques.

Cette eau est un remède nouveau à opposer aux constitutions débilitées qui ne peuvent tolérer les eaux alcalines ; car, si celles-ci réussissent souvent en portant une excitation salutaire, le réveil dans l'estomac, et de là, dans tous les organes, on sait que bien souvent le but est dépassé, et qu'alors l'estomac, au lieu d'en recevoir une vie nouvelle, n'en reçoit que fatigue et aggravation de maladie.

Différences dans le mode d'action des eaux alcalines et de la Dominique.

Prenons une maladie *totius corporis*, une débilitation générale, une chlorose, etc., tenant ou non sous leur dépendance une affection gastrique, utérine, ou bien des manifestations sans cesse renaissantes d'infection paludéenne, etc. ; dans ces cas divers, l'action de nos eaux gazeuses bi-carbonatées sodiques, est une action indirecte, c'est-à-dire que ces eaux déterminent la guérison en plaçant l'estomac et partant l'économie toute entière dans un état tel qu'ils peuvent recevoir et élaborer une alimentation suffisante et réparatrice.

La Dominique, au contraire, paraît plutôt agir directement. Cette limonade dissolvant de l'arsenic, du fer, etc., agit par elle-même. Elle n'a pas besoin, pour guérir, pour reconstituer, de provoquer une ingestion secondaire de principes alimentaires. En deux mots, elle guérit par les agents qui la constituent, tandis que l'eau gazeuse, l'eau bi-carbonatée agit quatre vingt-dix-neuf fois sur cent par l'excitation qu'elle provoque et qui rend apte secondairement à recevoir les substances alibiles.

La Dominique est à la fois sédative et reconstituante.

Soit que l'arsenic uni au fer agisse sur les voies respiratoires et corrige l'excitation inhérente aux eaux ferrugineuses, soit que l'ensemble des corps qui constituent la Dominique forme un tout à action définie, il est constant que cette eau produit des effets sédatifs très-marqués, tout en agissant comme reconstituante. Les trois observations précédentes en font foi.

Les eaux ferrugineuses sont rarement arsénicales.

En parcourant la classe des eaux ferrugineuses proprement dites, on est étonné de voir l'élément arsenic figurer si rarement dans leurs analyses (1). Peut-être est-ce à sa présence dans la Dominique que l'on doit de déterminer les effets dont nous parlons ? D'autre part, l'existence d'un acide libre pourrait être invoquée pour expliquer certains effets que produit l'usage de cette eau sur les sujets à sang appauvri. Nous abandonnons ces vues théoriques pour ne nous retrancher que derrière les faits.

De l'action de la Dominique sur les fièvres intermittentes.

Les faits suivants doivent prouver assez les vertus toni-sédatives et reconstituantes de la Dominique : il nous reste à parler de son action sur les fièvres intermittentes et sur les désordres que ces affections laissent après elles.

Dans ce nouvel ordre d'idées, nous avons à présenter une observation qui servira de transition naturelle : aux accidents périodiques se joignaient, en effet, de la dyspnée et des palpitations cardiaques. Le résultat obtenu au moyen de la Dominique fut des plus

(1) Sur cinquante-cinq analyses d'eaux martiales carbonatées, crénatées ou silicatées, hydro-sulfurées, sulfatées et phosphatées que donnent MM. Pétrequin et Socquet, nous n'en trouvons que neuf dans lesquelles l'arsenic soit désigné par le mot *traces*.

frappants. La sédation du système sanguin et respiratoire s'effectua d'une façon manifeste.

Cet effet sédatif, cette respiration plus facile qui permet aux malades des courses lointaines, sans fatigue et sans efforts, ne pourrait-on pas les comparer aux effets que l'on dit se manifester chez les arsénicophages de la Styrie et d'autres lieux, ainsi que chez les fiévreux que M. Boudin traitait par l'acide arsénieux ? Chez ces derniers, on note également que la respiration et la marche sont plus faciles.

On peut comparer les effets de la Dominique à ceux qu'on remarque sur les arsénicophages.

Observation IV.

Accidents périodiques quotidiens compliqués de palpitations de cœur et de dyspnée, suite de fièvre intermittente paludéenne.

M. X..., banquier d'une de nos principales villes du midi de la France, contracte la fièvre intermittente tierce dans les marais de la Camargue. A son retour dans sa ville natale, les accès revêtent la forme pernicieuse ; de hautes doses de quinine et bien d'autres remèdes échouent complètement.

En présence d'un danger imminent, les médecins qui assistent M. X... décident de le plonger dans un bain d'eau froide au moment où l'accès reparaîtra. Cette immersion, ce traitement perturbateur amènent un résultat prompt et favorable. A partir de ce moment, les accès avec leurs stades sont enrayés ; il ne restera plus au malade que des ressentiments qui dureront pendant neuf mois, jusqu'à la saison des eaux qu'il vient passer à Vals.

Ces accidents consistent en ressentiments revenant chaque soir à la même heure, sorte de refroidissement général avec prostration subite des forces, lassitude extrême et surtout tristesse profonde, mélancolie contre laquelle le malade ne peut réagir malgré les efforts soutenus de sa volonté. Au moment de l'invasion, le malade est obligé de s'aliter.

Cet état dure une, deux, trois heures par jour, et bientôt après, notre homme retrouve la gaîté jusqu'au lendemain. M. X... est d'un naturel excessivement jovial.

A la première visite, M. X... me frappe par l'aspect blême de sa figure et par la gêne qu'il paraît éprouver à respirer.

Quoiqu'il n'eût fait de ce jour-là aucun exercice forcé, le malade, ausculté debout, permet de constater qu'il a un cœur rebondissant, animé de mouvements tumultueux. Les poumons fonctionnent largement, c'est-à-dire que le thorax subit une ampliation exagérée à chaque inspiration.

L'appétit est peu développé.

Cet état de l'organe important de la circulation me fit écarter l'usage de nos bains et de nos eaux alcalines qui auraient certainement augmenté cette excitation déjà très-prononcée. M. X... fut donc mis à l'usage exclusif de la Dominique.

Une amélioration notable ne tarda pas à se manifester. Les accidents périodiques allèrent en décroissant, et après quinze jours passés à Vals, M. X... partit très-bien guéri, n'éprouvant plus depuis trois jours aucune espèce de ressentiment et se sentant un tout autre homme. L'appétit surtout était fort bien revenu, et les palpitations n'occasionnaient ni douleur, ni gêne dans la respiration. Tout ceci se passait dans la saison des eaux de 1859.

Désireux de savoir si la guérison avait persisté, j'écrivis à M. X..., et voici ce qu'il eut la bonté de me répondre, en date du 10 février 1860, c'est-à-dire six mois après son départ : « ..... Depuis mon retour « des eaux de Vals, ma santé est parfaitement bien « rétablie. La Dominique m'a fait évanouir à jamais « mes retours de fièvre. Je me porte très-bien. Ne « serait-il que par reconnaissance, je me propose, « Dieu aidant, de venir la saison prochaine en pren- « dre quelques verres, etc. »

Voilà donc des accidents périodiques guéris par la Dominique seulement, car le malade ne goûta pas aux eaux alcalines, et la veille de son départ, il prit un bain de propreté, pour la première fois.

L'influence du climat, le genre de vie qu'on mène à Vals, ne sauraient être invoqués ici. M. X... possède, en effet, des maisons de campagne dans des pays montagneux comme Vals. Jouissant d'une grande fortune, il peut se procurer les plaisirs et les commodités de la vie mieux qu'on ne peut le faire ici.

Cette observation établit l'effet complexe de la Dominique : action sur les organes de la circulation et de la respiration, action sur les retours périodiques paludéens.

Observation V.

Fièvre intermittente rebelle ; accidents syphilitiques.

M. S..., âgé de 25 ans, avait contracté la fièvre intermittente dans le département de Saône-et-Loire, depuis trois ans, lorsqu'il vint habiter Aubenas (Ardèche).

La fièvre fut coupée par la quinine dès son apparition ; mais, depuis lors, elle revenait souvent sans être provoquée ; quelquefois après le plus simple écart de régime.

M. S... voyagea, séjourna dans plusieurs points de la France, et toujours la fièvre revenait par intervalles. Il habitait Aubenas depuis un an environ, et déjà les accès s'étaient reproduits plusieurs fois, quoique l'on n'observe jamais dans cette ville aucun cas de fièvre intermittente. Ici, comme ailleurs, quelques grains de quinine coupaient le retour des accès pour une certaine durée.

M. S... se décida à aller boire l'eau de la Dominique ; et, depuis, il n'a pas reparu un seul accès. Il y a aujourd'hui cinq ans que cette guérison ne s'est pas démentie.

Nous pourrions ajouter que M. S..., pendant son séjour à Aubenas, ayant contracté des chancres, fut atteint d'une syphilis marquée par les accidents que l'on constate en pareil cas : roséole, ulcérations à la gorge, chute de cheveux, etc., etc. Le cortége des accidents était complet, et malgré le traitement le plus rationnel que dirigeait un de mes confrères, M. S... en était toujours à se voir en proie à quelque nouvelle manifestation.

C'est dans ces circonstances que le traitement par la Dominique fut commencé. Or, il arriva qu'après un mois passé à Vals, tout fut guéri, et que, depuis lors, ni symptômes de fièvre, ni accidents de vérole n'ont reparu,

Observation VI.

Fièvre intermittente rebelle, guérie par la Dominique.

Depuis que jai l'honneur de remplir à Vals les fonctions d'inspecteur, je vois revenir fidèlement aux bords de la Dominique un homme de cinquante-cinq ans, maire d'une commune de l'Ardèche, et qui fut radicalement guéri d'une fièvre intermittente, il y a sept ou huit ans.

Habitant une localité où la fièvre intermittente est endémique dans certaines saisons de l'année, il fut pris, en automne, d'accès périodiques tierces avec les trois stades de frissons, chaleur et sueur. La durée des accès était de deux ou trois heures.

Après avoir vainement usé des préparations quiniques, notre homme partit pour Lyon, où il trouverait, lui disait-on, un remède infaillible contre sa maladie. Le spécifique fut pris, en effet, et peu de temps après les accidents se calmèrent.

L'hiver suivant se passe assez bien ; mais par une matinée humide du printemps, un accès plus fort qu'aucun autre fit invasion. Le remède de Lyon fut encore pris ; mais, cette fois, il n'agit plus. La quinine seule avait la propriété d'éloigner les accès, mais ils revenaient irrégulièrement.

Dans le courant de juillet , le malade vint boire la Dominique ; et depuis cette époque, il n'a jamais eu le moindre ressentiment.

Je puis rapprocher de ce cas l'observation d'un habitant de Lyon que j'ai également vu à Vals, amené par la reconnaissance.

Il avait contracté la fièvre dans la Bresse, et les mille remèdes qu'il fit n'ayant pu le guérir, il ne trouva la fin de sa maladie que dans les eaux de la Dominique.

Observation VII.

Fièvre intermittente rebelle contractée en Orient.

Dans la saison de 1861, M. D..., marchand-négociant en soierie, âgé de 45 ans , est venu se mettre en traitement à Vals.

Il se présente à notre consultation, le 9 août 1861, et nous raconte que l'année précédente ayant successivement voyagé dans les îles de l'Archipel, dans la Grèce, sur les côtes de l'Asie-Mineure , il fut atteint de fièvre intermittente quotidienne.

Les accès revêtaient la plus grande gravité, et duraient de huit à dix heures.

Depuis que le malade a touché la France, le stade de froid a été peu intense, contrairement à ce qu'il était auparavant ; mais bientôt il est remplacé par une chaleur insupportable qui détermine une congestion effrayante du côté de la tête. Cet état est toujours accompagné de délire, et dure sept ou huit heures. Quand l'apyrexie commence, l'intelligence reste frappée de stupeur pendant plusieurs heures encore.

Le malade, d'un tempérament bilieux, a un teint olivâtre marqué.

La rate est sensiblement hypertrophiée, sans signes trop prononcés d'empâtement abdominal.

L'appétit est presque nul, et le malade ne se sent jamais parfaitement remis, quoique les accès n'aient point paru de quelques temps.

Un compagnon de M. D... fut également atteint de fièvre intermittente dans les mêmes circonstances, et quoiqu'il fût doué d'une constitution en apparence aussi forte que la sienne, il succomba dans un port de la Grèce.

Pendant la traversée de Grèce en France, M. D... vit ses accès revenir régulièrement. Plus tard, les préparations quiniques les éloignèrent et les rendirent irréguliers ; mais les retours étaient aussi forts.

Vingt jours avant son arrivée à Vals, M. D... eut encore un grand accès à Lyon où il était allé pour affaires. Enfin, le dernier accès date du 1er août, et c'est le 9 du même mois que nous voyons le malade pour la première fois. Trois jours après le dernier accès, c'est-à-dire le 3 août, il a pris 1 gr. 50 c. de quinine. Il y a donc six jours qu'il n'a rien pris.

Dès notre entrevue, nous mettons M. D... à l'usage

de la Dominique ; six verres par jour, pas de bains, pas d'eau alcaline.

L'appétit était revenu sous l'influence de ce traitement, lorsque le septième jour, le malade est pris de tristesse ; il lui semble éprouver les symptômes avant-coureurs de ses accès, et il prend par précaution un gramme de quinine.

Le lendemain, en effet, M. D... ressent un peu de céphalalgie et une inappétence prononcée ; il est courbaturé, mal à l'aise, et attribue tout cela à un ressentiment de fièvre.

Les jours suivants, le traitement est repris et continué jusqu'au 21 août exclusivement. A cette dernière date, la dose de la Dominique s'élevait à dix verres par jour.

Le malade part donc le 22, réclamé par ses affaires et dans l'intention de revenir. Malgré mes exhortations, il ne reparut point.

L'appétit était revenu ; M. D... se sentait plus fort, et en somme il était très-satisfait.

Je revois M. D... le 17 janvier 1862, puis le 20 mars, même année, c'est-à-dire plus de six mois après son départ de Vals. Il n'a plus pris de quinine, n'a plus eu le moindre ressentiment de fièvre. Il s'applaudit surtout du bien qu'a reçu son estomac ; il ne s'était jamais si bien porté. C'est à la Dominique exclusivement qu'il attribue sa guérison.

Le sujet de cette observation est un homme fort riche, à qui rien n'a manqué ; on voit qu'il avait voyagé, qu'il avait été traité par divers médecins, que le pays natal n'avait en rien influencé la marche de la fièvre, et, qu'en fin de compte, il n'a pu guérir qu'à Vals.

Tels sont les faits les plus saillants que j'ai pu recueillir autour de la fontaine Dominique. Un si petit nombre en quatre années est fort peu considérable. Il doit suffire, cependant, pour établir ce fait, à savoir : que la Dominique a sur la quinine l'avantage de pouvoir guérir radicalement les retours irréguliers de fièvre intermittente liée à l'infection, à la cachexie paludéenne.

Avantages de la Dominique sur la quinine.

Comment a lieu cette action? Est-elle due à la présence seule des sels d'arsenic? faut-il l'attribuer à l'action reconstituante du fer? Il est probable que les deux agents associés entre eux, corrigés ou aidés par les autres éléments que signale l'analyse chimique, concourent au résultat que nous constatons.

Ce qui est démontré pour moi, c'est que cette fontaine reconstitue l'économie dans des cas où les agents réputés toniques, reconstituants, ont échoué; c'est que cette même fontaine a guéri des retours irréguliers de fièvre intermittente liés à une intoxication profonde de l'économie que les remèdes les plus variés n'avaient pu guérir; et que par son action sédative sur les systèmes de la circulation et de la respiration, elle est applicable dans les cas nombreux où les eaux alcalines fortes de Vichy ou de Vals ne seraient point supportées.

En présence d'une composition aussi étrange, on ne doit point trop s'étonner des résultats obtenus.

Ainsi, en prenant la dose 0,0031 *d'arsenic* pour 1000 g. de véhicule, indiquée par M. O. Henry, et en administrant au malade huit verrées par jour, ce qui est la dose moyenne, il se trouve avoir pris au bout de la journée 0,0062 d'arsenic, dose assez importante.

M. Boudin et plus récemment M. Sistach, du Val-de-Grâce, sont, il est vrai, allés beaucoup plus loin, mais autre chose est un médicament de pharmacie, autre chose celui qui se prépare spontanément dans les profondeurs de la nature : des milliers de centigrammes de préparations martiales n'avaient pu guérir le sujet de l'observation 1e, qui fut guéri par quelques verrées de la Dominique.

Remarquons d'ailleurs que les observations que nous donnons jusqu'ici ne concernent que des cas de fièvre irrégulière durant depuis longtemps, tandis que les statistiques des deux médecins précités, concernent exclusivement des cas de fièvre encore en action, si je puis ainsi dire.

Nous devons faire remarquer encore une fois la promptitude avec laquelle la Dominique modifie l'économie, soit qu'elle agisse comme reconstituante, voyez l'observation 1e, soit qu'elle soit employée comme fébrifuge, voyez l'observation VIIe. De tout temps, les toniques ont été recherchés et employés dans la fièvre intermittente, et quelle composition de prime abord plus tonique que celle de la Dominique?

Ce n'est pas de nos jours, non plus, que l'action sédative et tonique de l'arsenic est constatée. Ainsi, on lit dans les *Eléments de médecine pratique*, de Cullen, page 158, tom. 1 : « l'usage de l'arsenic (a) et « de l'alun dans les fièvres intermittentes semble « évidemment dépendre de leur vertu tonique. »

La composition de la Dominique nous paraît réunir ce double avantage que tous les médecins ont recherché dans la médication arsénicale contre les fièvres inter–

(*a*) « Le docteur Jacob a recommandé l'arsenic dans les fièvres « intermittentes, mais, quoiqu'il ait été quelquefois utile, on doit « entièrement le rejeter à raison de ses effets pernicieux. Il est « certain que ce poison agit comme *sédatif* et comme *tonique*. »

mittentes : *association des toniques à l'acide arsénieux.* On sait que M. Boudin recommande expressément un régime substantiel : après lui M. Sistach administre concuremment les ferrugineux.

La composition de cette eau, d'une part; d'autre part, les effets thérapeutiques qu'elle est susceptible de produire, m'avaient souvent fait penser que les jeunes militaires que la fièvre d'Afrique ou des pays chauds retient dans les hôpitaux ou dans leurs foyers inutiles à leur pays, seraient promptement remis ici. Nous donnerons deux faits encore qui prouvent la justesse de cette manière de voir.

Le remède contre ces sortes d'états morbides compris sous les noms de cachexie paludéenne, infection, intoxication miasmatique, etc., ce remède, disons-nous, est encore à trouver.

Sans doute, les voyages, le grand air, l'usage des eaux comme celles de Vichy donnent de bons résultats ; mais tout cela n'est point un remède, nous allions dire un spécifique comparable à la Dominique.

Qu'une eau minérale alcaline, comme nous en avons à Vals, réveille l'appétit, *ouvre* l'estomac, pour traduire le nom d'*apéritives* qui leur est accordé, et que l'élaboration de sucs plus nourrissants, détermine une amélioration notable, nous reconnaissons cet effet ; mais qu'une eau portant avec elle tous ces agents médicamenteux à la fois, qui guérisse une maladie aussi tenace que celle dont nous parlons, soit connue jusqu'à ce jour, nous pensons que ce précieux bienfait est encore à trouver, à moins que la Dominique ne vienne combler cette lacune.

Les observations que nous avons données plus haut ne concernaient que des cas de fièvre irrégulière qui avaient résisté à tous les moyens connus, il nous reste maintenant à établir que l'eau de la Dominique est un anti-périodique certain, à l'instar de la quinine, mieux que la quinine peut-être.

Cette dernière proposition, je veux dire cette vertu fébrifuge, anti-périodique de la Dominique, je ne l'ai constatée que depuis fort peu de temps; mais dans deux cas arrivés à souhait pour l'établir d'une façon irrévocable :

Ces deux cas se sont présentés dans mon service de l'hôpital civil d'Aubenas. Ils m'ont été fournis par deux militaires atteints de fièvre intermittente d'Afrique avec cachexie paludéenne extrêmement prononcée.

Dans une autre circonstance, ayant à traiter une fièvre intermittente quotidienne contractée en Afrique, j'avais essayé d'administrer la Dominique à haute dose, pour obtenir une action prompte et énergique. Mais, la malade ne put supporter, chez elle, deux litres de ce liquide dans les 24 heures ; l'estomac se refusait à recevoir cette eau froide.

A Vals, pendant la belle saison, la chaleur, le soleil, l'exercice permettent de boire plus abondamment que dans une maison, alors que les malades ne font point de mouvement.

J'eus donc la pensée de concentrer ce liquide afin de pouvoir le donner sous un plus petit volume, tout en lui conservant ses principes actifs.

Je dus aller timidement dans cette expérimentation, à cause de l'incertitude qui règne encore sur les doses précises des sels d'arsenic qui se rencontrent dans la Dominique.

En effet, M. O. Henry dit, dans son rapport, que cette eau, pour être parfaitement connue dans sa composition chimique, réclamerait encore *quelques études nouvelles*. Il ajoute que dans un *premier essai*, il a trouvé 0,0031 *d'arsenic par litre.*

A raison même de ces aveux et de ces réserves, me méfiant de l'action délétère que pourrait avoir contractée ce liquide par les combinaisons nouvelles qui auraient pu s'effectuer dans son sein, au moment où je le soumettais à la concentration par l'ébullition ; je commençai par en ingérer un demi-flacon dont je ne ressentis aucun effet ; et j'administrai cette dose qui correspond, comme on va le voir, à une petite quantité d'eau de Dominique naturelle.

Voici ce que représente le flacon et comment je l'ai obtenu :

J'ai fait réduire 3800 grammes d'eau prise à la source à 1000 grammes, par une ébullition prolongée. Les 1000 grammes d'eau concentrée ont été renfermés dans six flacons de 150 grammes environ chacun.

Dosage de la source Dominique concentrée.

Chaque flacon contient donc environ 1/6e de litre d'eau concentrée, et correspond à 630 grammes d'eau naturelle, ou encore à 3/4 de litre d'eau de la Dominique prise à la source.

Observation VIII.

Fièvre intermittente d'Afrique avec intoxication paludéenne prononcée, rebelle à la quinine et à l'influence du pays natal.

Roche, soldat au 3e escadron du train des équipages, est âgé de 23 ans.

Il était en garnison à Mostaganem, lorsque à la fin

d'août 1861, il commença à avoir de légers accès de fièvre revenant tous les soirs. Il continua néanmoins son service sans se plaindre, jusqu'au 28 septembre suivant.

Depuis quelque temps, les accès, la faiblesse qui en était la suite, allaient en augmentant de gravité, lorsque le 28 septembre, Roche fut obligé de se faire porter à l'hôpital.

Du 28 septembre au 3 ou 4 octobre, Roche fut atteint de céphalalgie violente, de soif vive, de douleurs abdominales continues, peau brûlante. Cet état dura huit jours pendant lesquels de fortes doses de quinine furent administrées, sans produire de résultat satisfaisant.

Au bout de 8 jours, un amendement survint, pendant lequel le malade se crut guéri, mais les mêmes accidents ne tardèrent pas à reparaître et de nouvelles doses de quinine à être administrées. Ce nouvel accès dura encore 7 ou 8 jours; les douleurs abdominales étaient moins fortes, dit le malade, mais la chaleur et la sueur duraient autant.

Le 25 novembre suivant, Roche est transféré à Oran. Là encore, on administre la quinine qui fut sans résultat d'abord, mais qui plus tard, coupait suspendait les accès.

Il reste dans cette dernière ville jusqu'au 8 janvier 1862. Dans cet intervalle, les accès continuèrent à venir irrégulièrement, mais au lieu de durer plusieurs jours, ils se terminaient au bout de 15 à 20 heures et étaient surtout marqués par les stades de chaleur et sueur.

Le 8 janvier, Roche est embarqué et il arrive à Marseille le 11 courant, de là il se rend à Villeneuve-de-Berg, son pays natal, et y arrive le 13 janvier 1862.

Quinze jours se passent dans ses foyers sans accès, ni ressentiment de fièvre d'aucune espèce. Les forces revenaient un peu, l'appétit était bon et les digestions se faisaient bien, lorsqu'à la fin janvier, un jour qu'il était sorti par un temps très-froid, Roche éprouve un nouvel accès marqué par les trois stades de frisson, chaleur et sueur.

Le lendemain, nouvel accès à la même heure, il dure trois heures environ comme celui de la veille. Roche subit encore quelques accès chez lui (en tout 5 accès) et vient à Aubenas.

Le 3 février, au moment où je délivrais dans mon cabinet, le billet d'admission de Roche à l'hôpital, ce militaire était en proie à un accès très-violent, et arrivé à la porte de l'hôpital, il n'eut pas le courage de monter dans la salle où était son lit, il fut obligé de passer quelques heures chez le concierge.

Le 4, je revois Roche, son teint est profondément terreux ; les muqueuses des lèvres, des gencives, des yeux sont pâles et décolorées. La faiblesse est extrême, le malade ne peut sortir du lit.

Un bruit musical carotidien, est très manifeste à l'auscultation.

La Rate déborde de trois travers de doigt environ.

4 *Février*, voulant m'assurer si la fatigue du voyage (Villeneuve-de-Berg est distant de 15 kil. d'Aubenas) ne provoquerait pas un accès aussi fort que celui dont j'avais été le témoin, la veille, je laisse Roche au lit sans traitement.

Vers les 6 heures du soir, l'accès revient le même que la veille, il dure environ 3 heures.

5, Pas de traitement. L'accès revient le même.

6, Dans un demi verre de tisane d'orge, Roche prend

1/2 flacon de la Dominique concentré. L'accès revient le même à la même heure.

7, La moitié restante du flacon est prise. L'accès revient encore.

8, 3/4 du flacon sont administrés. L'accès revient à la même heure mais il est moins fort.

9. 1 flacon entier. Les accidents reviennent à l'heure accoutumée, mais ils paraissent sensiblement diminuer.

Ce jour là, se montre une légère diarrhée séreuse à laquelle Roche est sujet. Nous ne nous en occupons pas. Le malade continue son régime substantiel : viande et vin.

Nous interrogeons très-attentivement le malade pour connaître s'il n'a éprouvé aucune modification particulière de la Dominique. Il nous répond invariablement qu'il ne s'en aperçoit pas. Il ne trouve rien de changé dans ses selles, ses urines, etc. Il lui reconnaît cette arrière-goût styptique que la tisane dans laquelle on la prend masque incomplétement.

L'appétit seul parait augmenté. Roche nous dit à plusieurs reprises que cette eau le *creuse*.

10, 1 flacon. La période de froid et de sueur ne paraît pas. La diarrhée a cessé.

11, 3/4 de flacon. Plus de frisson, ni chaleur, ni sueur. Les accès sont coupés.

12, 1/4 de flacon. L'appétit va très-bien.

Depuis deux jours donc, plus de ressentiment de fièvre. Le 8 janvier, 3/4 de flacon avaient rendu l'accès moins fort, et les flacons des 9 et 10 suffirent pour le couper.

Aujourd'hui la rate ne paraît plus déborder. Le teint devient clair, les lèvres rosées.

A ce jour, 5 flacons ont été consommés.

13, Roche se méfiant du remède, peut-être à cause du soin que je mets à surveiller son administration, me témoigne le désir de le suspendre. Je le suspends.

14, Même état, pas de ressentiment de fièvre.

15, Roche s'est réveillé cette nuit, en sueur. Craignant que ce ne soit un signe avant-coureur du retour de la fièvre, il demande lui-même 1/2 flacon et me promet de continuer ainsi une quinzaine de jours.

16, Même sueur dans la nuit, je l'attribue à la faiblesse du malade.

Roche prendra 2/3 de flacon à prendre moitié le matin, moitié le soir.

17, 18, 19, Mêmes doses de la Dominique. Amélioration croissante. Les couleurs reviennent de plus en plus. Roche se promène beaucoup, malgré une certaine faiblesse qu'il éprouve aux jambes.

28, Il a demandé une augmentation de ration. Tout bruit de souffle carotidien a disparu.

29, Roche demande à rester encore quelques jours pour obtenir son congé de convalescence. Il ne prend plus d'eau concentrée.

Voilà donc des accès de fièvre intermittente entretenue par une profonde infection paludéenne, enrayés, guéris par 4 ou 5 flacons de la Dominique concentrée. Car, si nous avons continué à administrer cette eau, C'est-à-titre de reconstituant, comme l'on administrerait les ferrugineux.

Nous serons sobre de tout commentaire après tout ce que nous avons dit ; nous voulons seulement faire remarquer que du 6 au 10 janvier, après cinq flacons ingérés, les accès ont été complètement coupés.

Cette action aurait été plus frappante encore de promptitude, si dès le premier jour, mettant notre timide prudence de côté, nous eussions fait prendre deux flacons à la fois.

30 *Mars*, Roche va bien, mange et dort très bien, il n'est pas survenu le moindre ressentiment.

Observation IX.

Fièvre d'Afrique rebelle à la quinine et à l'influence du pays natal; -- cachexie prononcée.

Martin, soldat au 58e de ligne, est âgé de 23 ans. Le 15 août 1861, il contracte la fièvre à la Cale.

Les accès étaient marqués par les stades de chaleur et sueur, revenant quotidiennement à 6 heures du matin.

A l'hôpital de la Cale, il reste 33 jours, jusqu'au 18 septembre. La quinine lui fut administrée, mais en vain.

Transporté à Bône, le 18 septembre, il continue à avoir ses accès. Ils duraient 3 ou 4 heures. Cet état dure pendant 20 jours, jusqu'au commencement d'octobre, époque où les médecins, sans doute de guerre lasse, l'envoient dans ses foyers à Burzet (Ardèche).

En rentrant chez lui, la fièvre disparaît spontanément. Quelque temps après, et sans cause connue, elle reparaît, mais avec ses trois stades. Enfin, elle disparaît encore une fois.

Martin était faible, il est vrai; il se croyait néanmoins guéri. Les digestions étaient bonnes, et l'appétit satisfaisant.

Tout-à-coup, le 20 janvier 1862, les accès avec

leurs trois stades réapparaissent et se renouvellent tous les jours à 6 heures du matin.

La fièvre dure ainsi jusqu'au jour où nous le voyons pour la première fois, le 13 février.

Le matin encore, le malade a eu un violent accès.

Martin frappe par son teint terreux, la bouffissure de la face. Les muqueuses sont très-décolorés.

L'abdomen est développé; la rate déborde d'au moins quatre travers de doigt la dernière côte; elle dépasse le nombril, et je puis à la simple palpation la limiter avec le nitrate d'argent.

La région épi et rétro-splénique est douloureuse. Le malade accuse de cette douleur les cahotements du cheval. Il a fait, en effet, la veille 30 kilomètres à cheval pour venir de Burzet à Aubenas.

Un bruit de souffle carotidien est tellement manifeste qu'il paraît se passer dans l'oreille.

L'épigastre est très-sensible, il semble qu'on y touche un corps dur comme le foie.

Un cordon passant par le milieu de l'espace compris entre le nombril et le creux épigastrique mesure 89 centimètres. Martin, depuis quelques jours, ne peut plus boutonner ni gilet ni pantalon.

L'appétit est presque nul. Entré le 13 au soir à l'hôpital d'Aubenas.

Février 14, Le matin, à 6 heures, accès de 3 ou 4 heures de durée. Martin prend 1/2 flacon dans l'après midi.

15, Accès *ut supra* et à la même heure, 1/2 flacon après l'accès,— 1/2 flacon le soir.

16, L'accès est revenu un peu plus tôt. La rate me paraît diminuée en tous sens.

Appétit meilleur. A prendre : 1 flacon 1|2.

17, L'accès revient le même que la veille, à prendre 2 flacons.

18, Les 2 flacons ont produit leur effet : il n'y a eu le matin, qu'un ressentiment qui ne compte pas, dit le malade, il a été marqué par un très-léger frisson à 6 heures du matin, sans accompagnement de chaleur ni sueur. On reprendra encore dans la journée, 2 flacons.

19, Ressentiment imperceptible. On prendra un flacon seulement.

20, Plus de ressentiment, à prendre : 1 flacon par jour.

21, 22, La rate est encore développée, la région splénique encore douloureuse.

24, Bruit de souffle complètement modifié, bien moins sensible.

L'appétit est excellent.

24, L'empâtement abdominal persiste encore ; mais plus de trace de fièvre.

Le pantalon et le gilet ne boutonnent pas encore.

La bouffissure et la décoloration générale persistent.

Les digestions sont fort bonnes. Le malade accuse une amélioration continue.

Il peut maintenant sortir du lit et marcher dans la salle sans trop de fatigue.

25, 26, 27, 28, Un flacon par jour encore.

1er *Mars*. Du 28 février au 4 ou 5 mars, mes provisions de la Dominique concentrée étant épuisées, je fais prendre à Martin quelques verrées de Dominique puisée à la source. Mais, il faut regarder comme terminé le traitement au 27 février ; car la pluie qui règne depuis longtemps et qui a augmenté considérablement le débit de la Dominique, ne permet d'administrer qu'une eau presque nullement chargée en principes actifs.

2. La coloration revient partout. L'abdomen a beaucoup diminué. Ainsi, la mensuration nous donne 0,78 cent. alors qu'elle nous avait donné 0,89 à l'entrée.

Martin boit sa ration de vin volontiers ; il mange bien et passe d'excellentes nuits. Il se promène toute la journée, sans éprouver de fatigue.

Ausculté avec beaucoup de soin, il n'a laissé percevoir, au stéthoscope, aucun bruit de souffle carotidien.

Le gilet et le pantalon boutonnent aisément.

La rate est rentrée sous les côtes. On a beau malaxer l'hypochondre gauche en tous sens, on n'y détermine aucune douleur.

Comme on le voit, je suis arrivé ici à 2 flacons par jour pour guérir cette fièvre. Or, 2 flacons ne représentent que 4 milligrammes d'arsenic, si les chiffres de M. O. Henry sont exacts, différence énorme avec les chiffres de M. Boudin, qui débute toujours par 25 milligrammes.

Je n'ai rien à ajouter à ces deux observations, qui prouvent que même la fièvre intermittente en action, si je puis ainsi dire, et la fièvre intermittente de la pire espèce, la fièvre d'Afrique qui a profondément infecté l'économie, qui a résisté à la quinine longtemps employée, à l'influence du pays natal, à notre pays montagneux toujours exempt d'accès périodiques spontanés, est guérie radicalement par l'eau de la Dominique, et par l'eau de la Dominique exclusivement.

Maintenant que l'expérience m'a prouvé que 2 flacons passent aussi bien inaperçus pour l'économie, que si l'on ingérait de l'eau ordinaire, j'administrerai une dose plus forte au début, pour me rendre maître de la fièvre du premier coup, et je la diminuerai les jours suivants, en la donnant en proportion décroissante.

Les faits précédents nous donnent le droit de conclure :

1° Que la source Dominique est une eau reconstituante.

Elle réussit souvent dans les cas où les ferrugineux et les toniques ont échoué.

2° Elle n'est point excitante, et jouit, au contraire, d'une action sédative marquée sur les organes de la respiration et de la circulation dans les cas déterminés plus haut.

3° Elle est fébrifuge et anti-périodique.

4° Elle a sur la quinine l'avantage d'être radicalement curative de ces fièvres avec cachexie concomitante qui tendent, sans cesse, à reprendre leurs manifestations périodiques.

Cette propriété de détruire cet empoisonnement de l'organisme entier tient, sans doute, à ce que les éléments antipériodiques de la Dominique sont associés à des éléments reconstituants, fébrifuges, qui communiquent à l'organisme une puissance de réaction qu'il ne pouvait acquérir autrement.

5° La source Dominique nous parait enfin réunir les qualités d'un médicament qu'on chercherait, en vain, dans d'autres lieux.

Aubenas, 30 mars 1862.

www.ingramcontent.com/pod-product-compliance
Ingram Content Group UK Ltd.
Pitfield, Milton Keynes, MK11 3LW, UK
UKHW021534260726
13993UKWH00004B/1981